IDNIGHT LIGHTS UBLISHING HOUSE

REZENTUJE:

NAJLEPSZA MAMA NA ŚWIECIE

AKTYWNE MAMY

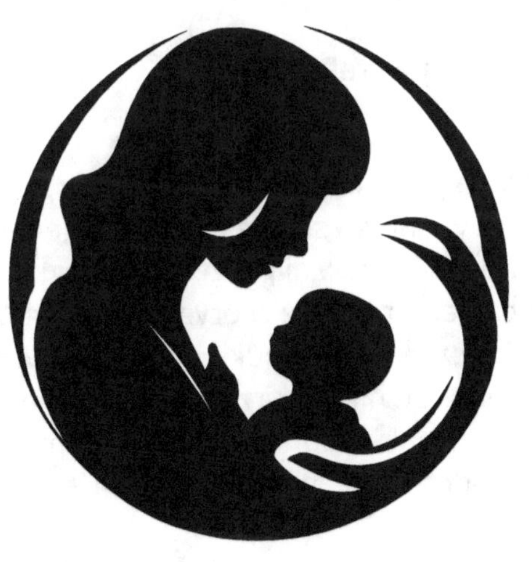

AUTORKA KSIĄŻKI:

RACHEL GUARDIAN

SPIS TREŚCI

Książka ta została przetłumaczona z języka angielskiego, przez co zdarza się, że w danym słowie wykorzystujemy synonimy. Szczególną trudność sprawiają nazwy własne, które staramy się stosować czasami również w oryginale, co może być szczególnie widoczne w przypadku przepisów. Jesteśmy jednak przekonani, że nie zaburzy to odbioru naszego poradnika i maksymalnie pomoże przyszłym mamom w ich niesamowitej podróży. Nie ma się czego bać!

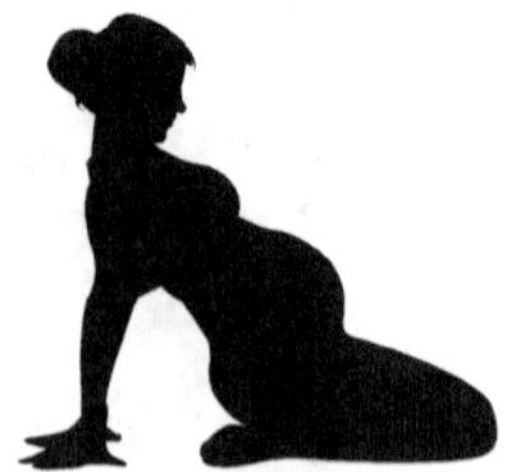

Wprowadzenie do ćwiczeń w ciąży

Wprowadzenie do ćwiczeń podczas ciąży

Ciąża to transformacyjna podróż naznaczona zmianami fizycznymi, emocjonalnymi i psychologicznymi. Wśród tych zmian nie można przecenić znaczenia utrzymania aktywnego stylu życia. W tym rozdziale zbadamy znaczenie ćwiczeń w czasie ciąży i wiele korzyści, jakie oferują one zarówno matce, jak i dziecku.

Dlaczego ćwiczenia mają znaczenie

Podczas ciąży ciało kobiety przechodzi głębokie zmiany, aby dostosować się do rosnącego płodu. Zmiany te obejmują wahania hormonalne, przyrost masy ciała, korekty postawy i zwiększone obciążenie różnych układów organizmu. Podczas gdy naturalne jest odczuwanie dyskomfortu i zmęczenia w tym czasie, aktywność fizyczna może pomóc złagodzić wiele z tych objawów.

W przeciwieństwie do powszechnych nieporozumień, ćwiczenia w czasie ciąży są nie tylko bezpieczne, ale także bardzo korzystne, jeśli są wykonywane z umiarem i pod odpowiednim nadzorem. Badania wykazały, że regularne ćwiczenia mogą poprawić zdrowie układu sercowo-naczyniowego, zwiększyć napięcie i siłę mięśni oraz promować ogólne samopoczucie. Dodatkowo, pozostawanie aktywnym może pomóc w radzeniu sobie z powszechnymi dolegliwościami, takimi jak ból pleców, obrzęk i zaparcia, poprawiając w ten sposób jakość życia kobiet w ciąży.

Korzyści fizyczne

Korzyści fizyczne płynące z ćwiczeń w czasie ciąży są wielorakie. Regularna aktywność fizyczna pomaga utrzymać sprawność układu sercowo-naczyniowego, co ma kluczowe znaczenie dla sprostania zwiększonym wymaganiom stawianym sercu i układowi krążenia podczas ciąży. Co więcej, ćwiczenia ukierunkowane na mięśnie rdzenia i mięśnie dna miednicy mogą pomóc poprawić stabilność, równowagę i postawę, zmniejszając ryzyko problemów mięśniowo-szkieletowych, takich jak ból dolnej części pleców i ból obręczy miednicy.

Ćwiczenia odgrywają również istotną rolę w kontrolowaniu przyrostu masy ciała podczas ciąży. Promując zdrowe zarządzanie wagą, aktywność fizyczna może pomóc zmniejszyć ryzyko cukrzycy ciążowej i zaburzeń nadciśnieniowych, z których oba są związane z otyłością matki i nadmiernym przyrostem masy ciała w czasie ciąży.

Korzyści psychologiczne

Poza korzyściami fizycznymi, ćwiczenia w czasie ciąży oferują znaczące korzyści psychologiczne. Ciąży często towarzyszą podwyższone emocje, niepokój i stres, które mogą mieć negatywny wpływ na samopoczucie psychiczne. Regularne ćwiczenia fizyczne pozwalają odreagować stres, sprzyjają relaksacji i zwiększają poziom endorfin poprawiających nastrój, pomagając ciężarnym radzić sobie z emocjonalnymi wyzwaniami ciąży.

Co więcej, ćwiczenia sprzyjają poczuciu siły i pewności siebie, umożliwiając ciężarnym łączenie się ze swoim ciałem i akceptowanie zmian, których doświadczają. To nowo odkryte poczucie kontroli i pewności siebie może mieć głęboki wpływ na samoocenę i obraz ciała w czasie ciąży i po jej zakończeniu.

Korzyści dla dziecka

Podczas gdy wiele uwagi poświęca się zdrowiu matki podczas ciąży, ważne jest, aby zdać sobie sprawę, że dobre samopoczucie matki bezpośrednio wpływa na rozwój płodu i

długoterminowe wyniki zdrowotne
dziecka. Badania sugerują, że ćwiczenia
fizyczne matki mogą pozytywnie wpływać
na rozwój płodu poprzez poprawę funkcji
łożyska, optymalizację dostarczania
składników odżywczych i poprawę
dotlenienia rozwijającego się płodu.

Co więcej, ćwiczenia fizyczne matki wiążą
się z lepszymi wynikami noworodków, w
tym ze zmniejszoną liczbą
przedwczesnych porodów i niską masą
urodzeniową. Promując zdrowe
środowisko wewnątrzmaciczne,
ćwiczenia podczas ciąży przygotowują
grunt pod optymalny wzrost i rozwój,
kładąc podwaliny pod zdrowy start w
życie.

Podsumowanie

Podsumowując, ćwiczenia podczas ciąży
są nie tylko bezpieczne, ale także bardzo
korzystne zarówno dla matki, jak i
dziecka. Podejmując aktywność fizyczną
w ramach opieki prenatalnej, kobiety w

ciąży mogą doświadczyć lepszej sprawności fizycznej, lepszego samopoczucia emocjonalnego i lepszych wyników ciąży. W kolejnych rozdziałach zagłębimy się w konkretne ćwiczenia, środki ostrożności i praktyczne wskazówki dotyczące włączania ćwiczeń do ciąży, umożliwiając czytelnikom wyruszenie w podróż po zdrowie i witalność w tym zmieniającym się czasie.

Korzyści płynące z aktywności fizycznej podczas ciąży

Aktywność fizyczna w czasie ciąży przynosi wiele korzyści zarówno matce, jak i dziecku. W tym rozdziale zbadamy fizyczne i psychologiczne korzyści dla matki, a także korzyści dla rozwoju dziecka.

Korzyści fizyczne dla matki

- Poprawa zdrowia układu sercowo-naczyniowego: Regularna aktywność fizyczna podczas ciąży pomaga utrzymać sprawność układu sercowo-naczyniowego, wspierając zwiększone wymagania stawiane sercu i układowi krążenia. Ćwiczenia aerobowe mogą poprawić krążenie, obniżyć ciśnienie krwi i zmniejszyć ryzyko powikłań sercowo-naczyniowych.
- Zwiększona siła mięśni i wytrzymałość: Ćwiczenia siłowe pomagają wzmocnić mięśnie ciała, w tym mięśnie rdzenia, pleców i dna miednicy. Silne mięśnie zapewniają lepsze wsparcie dla rosnącej macicy i pomagają złagodzić typowe dolegliwości, takie jak ból pleców i niestabilność miednicy.
- Lepsze zarządzanie wagą: Ćwiczenia mogą pomóc w kontrolowaniu przyrostu masy ciała podczas ciąży poprzez promowanie zdrowego

utrzymania wagi i zapobieganie nadmiernemu przyrostowi masy ciała. Zmniejsza to ryzyko cukrzycy ciążowej, stanu przedrzucawkowego i innych powikłań związanych z otyłością matki.

- Zwiększony poziom energii: Pozostawanie aktywnym zwiększa poziom energii i zmniejsza zmęczenie, pozwalając kobietom w ciąży lepiej radzić sobie z fizycznymi wymaganiami ciąży i codziennymi czynnościami. Regularne ćwiczenia poprawiają również jakość snu, prowadząc do lepszego ogólnego samopoczucia.

Korzyści psychologiczne dla matki

- Zmniejszony stres i niepokój: Ćwiczenia wyzwalają uwalnianie endorfin, naturalnych substancji poprawiających nastrój, które pomagają zmniejszyć poziom stresu i niepokoju. Aktywność

fizyczna zapewnia również
odwrócenie uwagi od zmartwień i
promuje poczucie relaksu i
dobrego samopoczucia.

- Poprawa nastroju i samopoczucia
emocjonalnego: Regularne
ćwiczenia fizyczne poprawiają
nastrój, zwiększają poczucie
własnej wartości i promują
pozytywne spojrzenie na ciążę i
macierzyństwo. Aktywność
fizyczna stymuluje produkcję
neuroprzekaźników, takich jak
serotonina i dopamina, które
przyczyniają się do poczucia
szczęścia i zadowolenia.

- Poprawa wizerunku ciała i
pewności siebie: Ciąża powoduje
zmiany w ciele, które mogą
wpływać na samoocenę i obraz
ciała. Pozostając aktywnymi,
kobiety mogą zachować poczucie
kontroli nad swoim ciałem, poczuć
się pewniej w swoich
możliwościach fizycznych i

zaakceptować zmiany związane z ciążą.

- Wsparcie i więzi społeczne: Uczestnictwo w zajęciach ćwiczeń prenatalnych lub zajęciach grupowych daje możliwość nawiązania kontaktu z innymi kobietami w ciąży i dzielenia się doświadczeniami. Budowanie sieci wsparcia osób o podobnych poglądach może zapewnić zachętę, motywację i koleżeństwo przez cały okres ciąży.

Korzyści dla dziecka

- Lepsze funkcjonowanie łożyska: Wykazano, że ćwiczenia fizyczne matki poprawiają funkcjonowanie łożyska, prowadząc do lepszego dostarczania składników odżywczych i dotlenienia rozwijającego się płodu. Zdrowe łożysko wspiera optymalny wzrost i rozwój płodu przez cały okres ciąży.

- Lepszy rozwój neurologiczny płodu: Badania sugerują, że ćwiczenia fizyczne matki mogą mieć pozytywny wpływ na neurorozwój płodu, w tym zdolności poznawcze i motoryczne. Regularna aktywność fizyczna podczas ciąży może przyczynić się do lepszego rozwoju mózgu i funkcjonowania poznawczego u potomstwa.

- Zmniejszone ryzyko powikłań ciążowych: Ćwiczenia fizyczne matki wiążą się ze zmniejszonym ryzykiem powikłań ciąży, takich jak cukrzyca ciążowa, stan przedrzucawkowy i przedwczesny poród. Promując zdrowie i dobre samopoczucie matki, ćwiczenia tworzą korzystniejsze środowisko wewnątrzmaciczne dla dziecka.

- Długoterminowe korzyści zdrowotne: Korzyści płynące z aktywności fizycznej matki wykraczają poza okres ciąży i porodu, wpływając na

długoterminowe wyniki
zdrowotne potomstwa. Dzieci
urodzone przez aktywne fizycznie
matki mogą mieć niższe ryzyko
otyłości, chorób układu krążenia i
zaburzeń metabolicznych w
późniejszym życiu.

Bezpieczne ćwiczenia podczas ciąży

Podczas ciąży utrzymanie aktywnego
stylu życia jest ważne dla promowania
ogólnego zdrowia i dobrego
samopoczucia. Ważne jest jednak, aby
wybrać ćwiczenia, które są bezpieczne i
odpowiednie dla tego wyjątkowego etapu
życia. W tym rozdziale omówimy różne
bezpieczne ćwiczenia dostosowane
specjalnie dla kobiet w ciąży, w tym
ćwiczenia cardio o niskim wpływie na
organizm, trening siłowy z modyfikacjami

oraz ćwiczenia rozciągające i
uelastyczniające.

Ćwiczenia kardio o niskim obciążeniu

Ćwiczenia sercowo-naczyniowe to
doskonały sposób na poprawę
wytrzymałości, poprawę nastroju i
utrzymanie zdrowia układu sercowo-
naczyniowego w czasie ciąży. Ćwiczenia
kardio o niewielkim obciążeniu są
szczególnie odpowiednie dla kobiet w
ciąży, ponieważ minimalizują obciążenie
stawów, zapewniając jednocześnie
skuteczne korzyści dla układu sercowo-
naczyniowego. Oto kilka bezpiecznych i
przyjemnych ćwiczeń cardio dla kobiet w
ciąży:

- Chodzenie: Szybki marsz jest jedną
  z najprostszych i najbardziej
  dostępnych form ćwiczeń w czasie
  ciąży. Staraj się chodzić przez co
  najmniej 30 minut przez większość
  dni w tygodniu, stopniowo

zwiększając czas trwania i
intensywność w miarę tolerancji.

- Pływanie: Pływanie to mało
obciążający trening całego ciała,
który zapewnia korzyści sercowo-
naczyniowe bez obciążania
stawów. Woda zapewnia
wyporność i wsparcie, dzięki
czemu jest to idealne ćwiczenie dla
kobiet w ciąży, zwłaszcza tych,
które odczuwają dyskomfort lub
obrzęk.

- Jazda na rowerze stacjonarnym:
Jazda na rowerze stacjonarnym to
bezpieczny i skuteczny sposób na
zwiększenie tętna podczas ciąży.
Dostosuj opór i tempo do
wygodnego poziomu i unikaj
stania podczas jazdy na rowerze,
aby zapobiec obciążeniu miednicy
i dolnej części pleców.

- Zajęcia aerobiku prenatalnego:
Wiele centrów fitness oferuje
zajęcia aerobiku prenatalnego
przeznaczone specjalnie dla kobiet
w ciąży. Zajęcia te zazwyczaj

obejmują ćwiczenia cardio o
niskim wpływie na organizm, a
także trening siłowy i ćwiczenia
elastyczności dostosowane do
potrzeb kobiet w ciąży.

Pamiętaj, aby słuchać swojego ciała i
modyfikować ćwiczenia w razie potrzeby.
Należy dbać o nawodnienie organizmu,
nosić odpowiednie obuwie i unikać
przegrzania. W przypadku wystąpienia
dyskomfortu, zawrotów głowy lub
duszności należy przerwać ćwiczenia i
skonsultować się z lekarzem.

Ćwiczenia siłowe z modyfikacjami

Utrzymanie siły i napięcia mięśni jest
ważne podczas ciąży, ponieważ może
pomóc w utrzymaniu zmieniającego się
ciała i przygotować się do porodu. Jednak
tradycyjne ćwiczenia siłowe mogą
wymagać modyfikacji, aby uwzględnić
fizyczne zmiany związane z ciążą. Oto
kilka bezpiecznych ćwiczeń siłowych z
modyfikacjami dla kobiet w ciąży:

- Przysiady: Przysiady to świetny sposób na wzmocnienie dolnej części ciała, w tym mięśnia czworogłowego, ścięgien podkolanowych i pośladków. Aby bezpiecznie wykonywać przysiady w czasie ciąży, należy rozstawić stopy na szerokość bioder, opuścić ciało tak, jakby się siedziało na krześle i unikać przysiadów zbyt nisko, aby zapobiec obciążeniu dna miednicy.

- Zmodyfikowane pompki: Pompki to skuteczne ćwiczenie górnej części ciała, które można zmodyfikować, aby dostosować je do rosnącego brzucha. Wykonuj pompki przy ścianie lub na podwyższonej powierzchni, takiej jak blat lub solidne krzesło, aby zmniejszyć obciążenie rdzenia i mięśni brzucha.

- Ćwiczenia dna miednicy: Wzmocnienie mięśni dna miednicy jest szczególnie ważne w czasie ciąży i może pomóc w

zapobieganiu nietrzymania moczu
i wspieraniu rosnącej macicy.
Ćwiczenia Kegla, które polegają na
napinaniu i rozluźnianiu mięśni
dna miednicy, można wykonywać
w dowolnym miejscu i czasie w
ciągu dnia.

- Ćwiczenia z taśmami oporowymi:
Taśmy oporowe to wszechstronne
narzędzia, które można
wykorzystać do wykonywania
różnorodnych ćwiczeń siłowych w
czasie ciąży. Wybierz opaskę o
lekkim lub umiarkowanym oporze
i włącz do swojej rutyny ćwiczenia
takie jak uginanie bicepsów,
wyciskanie na barki i wiosłowanie.

Skoncentruj się na utrzymaniu
prawidłowej formy, rytmicznym
oddychaniu i unikaniu ćwiczeń
wymagających leżenia na plecach po
pierwszym trymestrze ciąży. Jeśli nie
masz pewności, które ćwiczenia są dla
Ciebie bezpieczne, skonsultuj się z
certyfikowanym instruktorem fitness

prenatalnego lub fizjoterapeutą w celu
uzyskania spersonalizowanych
wskazówek.

Elastyczność i ćwiczenia rozciągające

Ćwiczenia uelastyczniające i rozciągające
są niezbędne do utrzymania zakresu
ruchu, poprawy postawy i zmniejszenia
napięcia mięśni podczas ciąży. Delikatne
rozciąganie może również pomóc
złagodzić typowe dolegliwości, takie jak
ból pleców i napięcie. Oto kilka
bezpiecznych ćwiczeń rozciągających dla
kobiet w ciąży:

- Cat-Cow Stretch: Zacznij na rękach
  i kolanach, z nadgarstkami
  ułożonymi pod ramionami i
  kolanami pod biodrami. Wykonaj
  wdech, wyginając plecy w łuk i
  unosząc głowę i kość ogonową w
  kierunku sufitu (pozycja kota), a
  następnie wykonaj wydech,
  zaokrąglając plecy i przysuwając
  podbródek do klatki piersiowej

(pozycja krowy). Powtarzaj przez kilka oddechów, płynnie przechodząc między dwiema pozycjami.

- Seated Forward Bend: Usiądź na podłodze z nogami wyciągniętymi przed siebie i zgiętymi stopami. Wykonaj wdech, wydłużając kręgosłup, a następnie zrób wydech, wykonując zgięcie w przód od bioder, sięgając do palców stóp. Przytrzymaj odcinek przez 15-30 sekund, oddychając głęboko, a następnie powoli zwolnij.

- Joga prenatalna: Zajęcia jogi prenatalnej często obejmują różnorodne ćwiczenia rozciągające i delikatne pozycje jogi dostosowane specjalnie dla kobiet w ciąży. Pozycje te pomagają poprawić elastyczność, wzmocnić ciało oraz promować relaks i odprężenie.

- Rozciąganie bioder: Ciąża może powodować ucisk i napięcie w biodrach i miednicy. Włącz do swojej rutyny rozciąganie otwierające biodra, takie jak pozycja gołębia, rozciąganie w pozycji siedzącej i rozciąganie motyla, aby uwolnić napięcie i poprawić ruchomość bioder.

Unikaj nadmiernego rozciągania lub podskakiwania podczas rozciągania i słuchaj wskazówek swojego ciała, aby uniknąć dyskomfortu lub bólu. Wraz z postępem ciąży może być konieczne zmodyfikowanie rutyny rozciągania, aby dostosować się do zmieniającego się ciała i uniknąć pozycji, które wydają się niewygodne lub niestabilne.

Środki ostrożności i wytyczne dotyczące bezpiecznych ćwiczeń

Ćwiczenia podczas ciąży oferują wiele korzyści, ale ważne jest, aby priorytetowo traktować bezpieczeństwo i dobre samopoczucie. W tym rozdziale omówimy środki ostrożności i wytyczne, które pomogą kobietom w ciąży bezpiecznie ćwiczyć, w tym konsultacje z lekarzem, monitorowanie intensywności i tętna oraz rozpoznawanie oznak, że należy przerwać ćwiczenia i zwrócić się o pomoc lekarską.

Konsultacja z lekarzem

Przed rozpoczęciem lub kontynuowaniem rutynowych ćwiczeń w czasie ciąży ważne jest, aby skonsultować się z lekarzem, takim jak położnik lub położna. Lekarz może ocenić indywidualny stan zdrowia, czynniki ryzyka ciąży i wszelkie schorzenia, które mogą wpływać na zdolność do bezpiecznego wykonywania ćwiczeń.

Podczas konsultacji należy omówić

- aktualną rutynę ćwiczeń i poziom aktywności
- Wszelkie schorzenia lub komplikacje ciążowe
- Poprzednie ciąże lub doświadczenia związane z porodem
- Wszelkie obawy lub pytania dotyczące ćwiczeń podczas ciąży.

Lekarz może udzielić spersonalizowanych wskazówek i zaleceń w oparciu o indywidualne potrzeby zdrowotne i stan ciąży. Może również skierować Cię do certyfikowanego instruktora fitness lub fizjoterapeuty w celu uzyskania dodatkowego wsparcia i wskazówek.

Monitorowanie intensywności i tętna

Podczas ciąży ważne jest, aby monitorować intensywność ćwiczeń i tętno, aby upewnić się, że ćwiczysz bezpiecznie i skutecznie. Podczas gdy American College of Obstetricians and Gynecologists (ACOG) zaleca ćwiczenia o umiarkowanej intensywności dla większości kobiet w ciąży, indywidualna tolerancja może się różnić.

Aby monitorować intensywność ćwiczeń:

- Użyj "testu rozmowy", aby ocenić swój poziom wysiłku. Jeśli możesz prowadzić rozmowę podczas ćwiczeń bez uczucia zadyszki, prawdopodobnie ćwiczysz z umiarkowaną intensywnością.
- Zwróć uwagę na poziom odczuwanego wysiłku w skali od 1 do 10, gdzie 1 oznacza bardzo lekką aktywność, a 10 maksymalny wysiłek. Staraj się utrzymywać poziom wysiłku między 3 a 5 podczas ćwiczeń.

- Unikaj nadmiernego wysiłku lub forsowania się aż do wyczerpania. Ciąża to nie czas na ustanawianie osobistych rekordów lub angażowanie się w treningi o wysokiej intensywności.

Ponadto należy monitorować tętno podczas ćwiczeń i starać się utrzymywać je w bezpiecznym zakresie. ACOG zaleca, aby kobiety w ciąży unikały ćwiczeń z tętnem powyżej 140 uderzeń na minutę, chociaż indywidualne zalecenia mogą się różnić w zależności od poziomu sprawności i stanu ciąży.

Oznaki wskazujące na konieczność zaprzestania ćwiczeń i zwrócenia się o pomoc medyczną

Chociaż ćwiczenia są ogólnie bezpieczne w czasie ciąży, istnieją pewne oznaki i objawy, które wskazują, że nadszedł czas, aby przestać ćwiczyć i zwrócić się o pomoc lekarską. Mogą one obejmować

- krwawienie z pochwy lub plamienie
- Silny ból brzucha lub skurcze
- Utrzymujące się zawroty głowy lub oszołomienie
- Duszność, która nie ustępuje po odpoczynku
- Ból w klatce piersiowej lub kołatanie serca
- Zmniejszone ruchy płodu lub nietypowa aktywność płodu.

Jeśli podczas ćwiczeń wystąpi którykolwiek z tych objawów, należy natychmiast przerwać ćwiczenia i skonsultować się z lekarzem. Ważne jest, aby słuchać swojego ciała i priorytetowo traktować bezpieczeństwo podczas całej ciąży.

Odżywianie i nawodnienie podczas ćwiczeń

Prawidłowe odżywianie i nawodnienie są niezbędnymi elementami zdrowej ciąży, szczególnie podczas ćwiczeń. W tym rozdziale zbadamy znaczenie utrzymania odpowiedniego odżywiania i nawodnienia w czasie ciąży, wraz z wytycznymi dotyczącymi optymalizacji odżywiania przed i po treningu.

Znaczenie prawidłowego odżywiania podczas ciąży

Odżywianie odgrywa kluczową rolę we wspieraniu zdrowia matki i rozwoju płodu w czasie ciąży. Przyszłe matki potrzebują dodatkowych składników odżywczych, aby zaspokoić potrzeby zarówno swoje, jak i rozwijającego się dziecka. Prawidłowe odżywianie podczas ciąży może w tym pomóc:

- Wspierać wzrost i rozwój płodu: Składniki odżywcze takie jak kwas foliowy, żelazo, wapń i białko są niezbędne dla wzrostu i rozwoju płodu. Odpowiednie spożycie tych składników odżywczych w czasie ciąży ma kluczowe znaczenie dla zapobiegania wadom wrodzonym, promowania zdrowej masy urodzeniowej i zapewnienia optymalnego rozwoju narządów i tkanek dziecka.

- Utrzymanie zdrowia matki: Ciąża stawia zwiększone wymagania wobec organizmu matki, wymagając dodatkowych składników odżywczych w celu wsparcia zdrowia i dobrego samopoczucia matki. Prawidłowe odżywianie podczas ciąży może pomóc w zapobieganiu powikłaniom, takim jak cukrzyca ciążowa, stan przedrzucawkowy i niedokrwistość matki, a także promować ogólne zdrowie i witalność matki.

- Wspieranie poziomu energii i aktywności fizycznej: Podejmowanie regularnych ćwiczeń w czasie ciąży wymaga odpowiedniego spożycia energii w celu pobudzenia aktywności fizycznej i wsparcia metabolizmu matki. Prawidłowe odżywianie zapewnia energię i składniki odżywcze potrzebne do utrzymania wydajności ćwiczeń, poprawy regeneracji i utrzymania ogólnej sprawności podczas ciąży.

Wytyczne dotyczące nawodnienia dla kobiet w ciąży

Utrzymanie odpowiedniego nawodnienia jest niezbędne dla utrzymania zdrowia i dobrego samopoczucia matki w czasie ciąży, szczególnie podczas ćwiczeń. Odwodnienie może zwiększyć ryzyko przegrzania, wyczerpania cieplnego i innych powikłań podczas ciąży. Oto kilka wskazówek dotyczących nawodnienia dla kobiet w ciąży:

- Pij dużo płynów: Staraj się pić co najmniej 8-10 filiżanek (64-80 uncji) płynów dziennie lub więcej, jeśli ćwiczysz lub jesteś w upale. Woda jest najlepszym wyborem dla utrzymania nawodnienia, ale można również włączyć inne napoje nawadniające, takie jak herbata ziołowa, woda kokosowa i rozcieńczony sok owocowy.
- Monitoruj kolor moczu: Zwróć uwagę na kolor swojego moczu jako prosty wskaźnik stanu nawodnienia. Bladożółty mocz wskazuje na odpowiednie nawodnienie, podczas gdy ciemnożółty mocz może sygnalizować odwodnienie i potrzebę picia większej ilości płynów.
- Utrzymuj nawodnienie przed, w trakcie i po ćwiczeniach: Pij wodę przed, w trakcie i po ćwiczeniach, aby utrzymać poziom nawodnienia i zastąpić płyny utracone przez pot. Popijaj wodę regularnie przez

cały czas trwania treningu i odpowiednio nawadniaj się podczas okresów odpoczynku.

- Rozważ spożycie elektrolitów: Jeśli angażujesz się w długotrwałe lub intensywne ćwiczenia, rozważ uzupełnienie elektrolitów utraconych przez pot, spożywając pokarmy lub napoje bogate w elektrolity, takie jak napoje dla sportowców lub woda wzbogacona elektrolitami.

Wskazówki żywieniowe przed i po treningu

Prawidłowe odżywianie przed i po ćwiczeniach może pomóc zoptymalizować wydajność, poprawić regenerację i wspierać ogólny stan zdrowia podczas ciąży. Oto kilka wskazówek dotyczących odżywiania przed i po treningu dla kobiet w ciąży:

- Odżywianie przed treningiem: Zjedz niewielki, zbilansowany posiłek lub przekąskę zawierającą węglowodany i białko na 1-2 godziny przed ćwiczeniami, aby zapewnić sobie energię i paliwo do treningu. Przykłady obejmują banana z masłem orzechowym, jogurt z owocami lub małą kanapkę z indykiem na chlebie pełnoziarnistym.

- Odżywianie po treningu: W ciągu 30-60 minut po zakończeniu ćwiczeń należy dostarczyć organizmowi kombinację węglowodanów i białka, aby wspomóc regenerację mięśni i uzupełnić zapasy energii. Przykłady obejmują koktajl białkowy, jogurt grecki z granolą lub wrap z indyka i warzyw.

- Słuchaj swojego ciała: Zwracaj uwagę na sygnały głodu i jedz wtedy, gdy jesteś głodny, aby uzupełnić zapasy energii i wspomóc regenerację. Wybieraj pokarmy bogate w składniki odżywcze, które zapewniają równowagę węglowodanów, białka, zdrowych tłuszczów, witamin i minerałów, aby zaspokoić potrzeby organizmu.

Podsumowanie

Podsumowując, prawidłowe odżywianie i nawodnienie są niezbędnymi elementami zdrowej ciąży, szczególnie podczas ćwiczeń. Nadając priorytet odpowiedniemu odżywianiu i nawodnieniu, kobiety w ciąży mogą wspierać zdrowie matki, rozwój płodu i wydajność ćwiczeń przez cały okres ciąży. Więcej szczegółowych informacji na temat odżywiania w czasie ciąży, w tym planowania posiłków, zapotrzebowania na składniki odżywcze i wskazówek dotyczących zdrowego odżywiania, można znaleźć w innej książce z tej serii zatytułowanej *Jeść za dwóch*.

Łagodzenie powszechnych dolegliwości ciążowych poprzez ćwiczenia

Ciąża często powoduje szereg dolegliwości fizycznych, w tym ból pleców, problemy z dnem miednicy, złą postawę i obrzęki. Na szczęście ćwiczenia mogą być skutecznym narzędziem do radzenia sobie z tymi powszechnymi dolegliwościami i promowania ogólnego komfortu i dobrego samopoczucia w czasie ciąży. W tym rozdziale omówimy ćwiczenia ukierunkowane na łagodzenie bólu pleców, wzmocnienie dna miednicy, poprawę postawy i zmniejszenie obrzęku.

Ćwiczenia łagodzące ból pleców

Ból pleców jest częstą dolegliwością wśród kobiet w ciąży, szczególnie w późniejszych etapach ciąży, gdy brzuch rośnie, a środek ciężkości przesuwa się.

Na szczęście delikatne ćwiczenia mogą pomóc złagodzić ból pleców i poprawić ustawienie kręgosłupa. Oto kilka ćwiczeń łagodzących ból pleców podczas ciąży:

- Cat-Cow Stretch: Rozpocznij na dłoniach i kolanach, z nadgarstkami ułożonymi pod ramionami i kolanami pod biodrami. Wykonaj wdech, wyginając plecy w łuk i unosząc głowę oraz kość ogonową w kierunku sufitu (pozycja krowy), a następnie wykonaj wydech, zaokrąglając plecy i przysuwając podbródek do klatki piersiowej (pozycja kota). Powtarzaj przez kilka oddechów, płynnie przechodząc między dwiema pozami.
- Pochylenia miednicy: Połóż się na plecach z ugiętymi kolanami i stopami płasko na podłodze rozstawionymi na szerokość bioder. Napnij mięśnie brzucha i przechyl miednicę lekko w górę,

wciskając dolną część pleców w podłogę. Przytrzymaj przez kilka sekund, a następnie zwolnij. Powtórz kilka razy, aby delikatnie rozciągnąć i wzmocnić mięśnie dolnej części pleców i miednicy.

- Pozycja dziecka z podparciem: Rozpocznij na dłoniach i kolanach, a następnie usiądź na piętach z szeroko rozstawionymi kolanami i czołem opartym o podłogę. Wyciągnij ręce do przodu lub oprzyj je po bokach. Umieść poduszkę lub podpórkę pod czołem, aby uzyskać wsparcie. Przytrzymaj pozycję przez kilka oddechów, koncentrując się na głębokim, przeponowym oddychaniu, aby rozluźnić mięśnie pleców i miednicy.

Ćwiczenia dna miednicy

Mięśnie dna miednicy odgrywają kluczową rolę we wspieraniu macicy, pęcherza moczowego i jelit podczas ciąży i porodu. Wzmocnienie tych mięśni może pomóc w zapobieganiu nietrzymania moczu, wspierać rosnącą macicę i ułatwić poród. Oto kilka ćwiczeń wzmacniających dno miednicy podczas ciąży:

- Ćwiczenia Kegla: Ćwiczenia Kegla polegają na napinaniu i rozluźnianiu mięśni dna miednicy. Aby wykonać ćwiczenie Kegla, ściśnij mięśnie tak, jakbyś próbowała zatrzymać przepływ moczu, przytrzymaj przez kilka sekund, a następnie zwolnij. Staraj się wykonać 10-15 powtórzeń, kilka razy dziennie.
- Przysiady: Kucanie angażuje mięśnie dna miednicy i może pomóc wzmocnić i ujędrnić te mięśnie. Stań ze stopami rozstawionymi na szerokość bioder i opuść ciało do pozycji przysiadu, utrzymując kolana w jednej linii z kostkami. Przytrzymaj przysiad przez kilka sekund, a następnie wróć do

pozycji stojącej. Powtórz kilka
razy, koncentrując się na
angażowaniu mięśni dna miednicy.

- Mostek dna miednicy: Połóż się na
  plecach z ugiętymi kolanami i
  stopami płasko na podłodze
  rozstawionymi na szerokość
  bioder. Zaangażuj mięśnie dna
  miednicy i unieś biodra w
  kierunku sufitu, utrzymując plecy i
  miednicę w jednej linii.
  Przytrzymaj pozycję mostka przez
  kilka sekund, a następnie opuść
  biodra z powrotem na podłogę.
  Powtórz kilka razy, aby wzmocnić
  mięśnie dna miednicy i dolnej
  części pleców.

Ćwiczenia poprawiające postawę i zmniejszające obrzęki

Zła postawa i obrzęk to częste
dolegliwości odczuwane podczas ciąży,
szczególnie w późniejszych jej etapach.
Ćwiczenia mogą pomóc poprawić
postawę, zmniejszyć obrzęk i promować

krążenie w całym ciele. Oto kilka ćwiczeń poprawiających postawę i zmniejszających obrzęk podczas ciąży:

- Rollowanie ramion: Usiądź lub stań z rozluźnionymi ramionami i wyprostowanym kręgosłupem. Poruszaj ramionami w górę, w tył i w dół ruchem okrężnym, a następnie odwróć ten ruch. Powtórz kilka razy, aby uwolnić napięcie w ramionach i górnej części pleców oraz poprawić postawę.
- Okrążenia kostek: Usiądź lub stań ze stopami płasko na podłodze. Podnieś jedną stopę z podłogi i obróć kostkę ruchem okrężnym, najpierw zgodnie z ruchem wskazówek zegara, a następnie przeciwnie do ruchu wskazówek zegara. Powtórz po przeciwnej stronie. Okrążenia kostek pomagają poprawić krążenie i zmniejszyć obrzęk stóp i kostek.

- Uniesienie nóg: Połóż się na plecach z nogami uniesionymi na poduszce lub podpórce, utrzymując kolana lekko ugięte. Rozluźnij ręce po bokach i skup się na głębokim, przeponowym oddychaniu. Unoszenie nóg wspomaga krążenie i zmniejsza obrzęk nóg i stóp, szczególnie po okresach długotrwałego stania lub siedzenia.

Modyfikacje ćwiczeń dla każdego trymestru ciąży

Wraz z postępem ciąży ciało przechodzi znaczące zmiany, które mogą mieć wpływ na rutynowe ćwiczenia. Ważne jest, aby dostosować się do tych zmian i zapewnić bezpieczeństwo i komfort w każdym trymestrze ciąży. W tym rozdziale omówimy modyfikacje ćwiczeń dostosowane do każdego trymestru, w tym dostosowania do zmieniającego się ciała i poziomu energii, bezpieczne ćwiczenia dla pierwszego trymestru oraz modyfikacje dla drugiego i trzeciego trymestru.

Dostosowania do zmieniającego się ciała i poziomu energii

Ciąża powoduje różne zmiany fizyczne i hormonalne, które mogą wpływać na poziom energii, komfort i tolerancję ćwiczeń. Aby dostosować się do tych zmian, należy rozważyć następujące zmiany:

- Słuchaj swojego ciała: Zwróć uwagę na to, jak się czujesz podczas ćwiczeń i odpowiednio dostosuj swoją rutynę. Jeśli odczuwasz zmęczenie lub dyskomfort, zmniejsz intensywność lub czas trwania treningu.

- Modyfikacja intensywności: Wraz z postępem ciąży może być konieczne zmniejszenie intensywności treningów, aby zapobiec nadmiernemu wysiłkowi i zmniejszyć ryzyko obrażeń. Skoncentruj się na utrzymaniu umiarkowanego poziomu intensywności, który pozwoli ci wygodnie prowadzić rozmowę podczas ćwiczeń.

- Uwzględnij dni odpoczynku: Pozwól sobie na odpowiedni odpoczynek i regenerację między treningami, aby zapobiec zmęczeniu i promować ogólne samopoczucie. Rozważ włączenie aktywnych zajęć regeneracyjnych, takich jak spacery, pływanie lub delikatna joga w dni odpoczynku, aby utrzymać mobilność i krążenie.

Bezpieczne ćwiczenia w pierwszym trymestrze ciąży

Pierwszy trymestr jest krytycznym okresem rozwoju płodu i ważne jest, aby w tym czasie priorytetowo traktować bezpieczeństwo i komfort. Podczas gdy wiele kobiet jest w stanie kontynuować swoje regularne ćwiczenia w pierwszym trymestrze, pewne modyfikacje mogą być konieczne, aby uwzględnić objawy wczesnej ciąży, takie jak nudności i zmęczenie. Oto kilka bezpiecznych ćwiczeń w pierwszym trymestrze ciąży:

- Chodzenie: Szybki marsz jest bezpieczną i skuteczną formą ćwiczeń w pierwszym trymestrze ciąży. Staraj się chodzić przez co najmniej 30 minut przez większość dni w tygodniu, aby utrzymać zdrowie układu sercowo-naczyniowego i zwiększyć poziom energii.
- Pływanie: Pływanie to mało obciążające ćwiczenie, które jest łagodne dla stawów i zapewnia trening całego ciała. Rozważ włączenie pływania lub aerobiku

w wodzie do swojej rutyny
ćwiczeń, aby złagodzić ból stawów
i promować relaks.

- Joga prenatalna: Zajęcia jogi
  prenatalnej często zaspokajają
  potrzeby kobiet w ciąży i
  zapewniają modyfikacje
  wczesnych objawów ciąży, takich
  jak nudności i zmęczenie.
  Delikatne ćwiczenia rozciągające i
  relaksacyjne mogą pomóc
  złagodzić stres i promować dobre
  samopoczucie w pierwszym
  trymestrze ciąży.

**Modyfikacje w drugim i trzecim
trymestrze ciąży**

Wraz z postępem ciąży w drugim i
trzecim trymestrze, ciało przechodzi
dodatkowe zmiany, które mogą wymagać
dalszych modyfikacji rutynowych
ćwiczeń. Oto kilka wskazówek
dotyczących bezpiecznych ćwiczeń w
drugim i trzecim trymestrze ciąży:

- Unikaj intensywnych ćwiczeń: W miarę powiększania się macicy i przesuwania się środka ciężkości aktywność wymagająca dużego wysiłku, taka jak bieganie i skakanie, może stać się niewygodna lub ryzykowna. Rozważ przejście na ćwiczenia o mniejszym obciążeniu, takie jak chodzenie, pływanie lub jazda na rowerze stacjonarnym, aby zmniejszyć obciążenie stawów i dna miednicy.

- Skup się na stabilności i równowadze: Włącz ćwiczenia, które promują stabilność i równowagę, takie jak przysiady, wypady i ćwiczenia dna miednicy. Ćwiczenia te mogą pomóc wzmocnić rdzeń i poprawić postawę, zmniejszając ryzyko upadków i urazów w miarę wzrostu brzucha.

- Słuchaj swojego ciała: Zwracaj baczną uwagę na to, jak Twoje ciało reaguje na ćwiczenia i w razie potrzeby wprowadzaj zmiany. W przypadku wystąpienia dyskomfortu, zawrotów głowy lub duszności należy przerwać ćwiczenia i skonsultować się z lekarzem.

Ćwiczenia po porodzie i powrót do formy

Po porodzie wiele kobiet pragnie odzyskać siłę, sprawność i ogólne samopoczucie poprzez ćwiczenia. Ważne jest jednak, aby podchodzić do ćwiczeń po porodzie z ostrożnością i ostrożnością, aby promować powrót do zdrowia i zapobiegać kontuzjom. W tym rozdziale omówimy znaczenie ćwiczeń po porodzie, wytyczne dotyczące stopniowego powrotu do ćwiczeń oraz ćwiczenia wzmacniające rdzeń i dno miednicy po porodzie.

Znaczenie ćwiczeń po porodzie

Ćwiczenia po porodzie odgrywają kluczową rolę w promowaniu fizycznej i emocjonalnej regeneracji po porodzie. Regularna aktywność fizyczna może pomóc:

- Przywrócić siłę i funkcjonalność: Ciąża i poród stawiają przed ciałem znaczne wymagania, prowadząc do zmian w napięciu mięśniowym, sile i funkcji. Ćwiczenia po porodzie mogą pomóc odbudować siłę mięśni, poprawić wydolność sercowo-naczyniową oraz przywrócić mobilność i elastyczność.
- Promowanie gojenia i regeneracji: Ćwiczenia stymulują krążenie i wspomagają gojenie poprzez dostarczanie tlenu i składników odżywczych do uszkodzonych tkanek. Angażowanie się w delikatne ćwiczenia o niewielkim wpływie może pomóc zmniejszyć

dyskomfort poporodowy,
złagodzić napięcie mięśni i
promować ogólny powrót do
zdrowia.

- Wsparcie zdrowia psychicznego i
dobrego samopoczucia: Wykazano,
że aktywność fizyczna poprawia
nastrój, zmniejsza stres i poprawia
ogólne samopoczucie. Dla świeżo
upieczonych matek ćwiczenia
mogą stanowić bardzo potrzebne
ujście dla stresu, zwiększać
poczucie własnej wartości i
promować poczucie spełnienia w
trudnym okresie poporodowym.

Wskazówki dotyczące stopniowego powrotu do ćwiczeń

Powrót do ćwiczeń po porodzie wymaga
starannego rozważenia i stopniowego
postępu, aby zapewnić bezpieczeństwo i
skuteczność. Oto kilka wskazówek
dotyczących stopniowego przywracania
ćwiczeń po porodzie:

- Skonsultuj się z lekarzem: Przed rozpoczęciem jakiegokolwiek programu ćwiczeń po porodzie skonsultuj się z lekarzem, aby upewnić się, że w pełni wyzdrowiałaś po porodzie i jesteś dopuszczona do aktywności fizycznej. Lekarz może udzielić spersonalizowanych wskazówek w oparciu o indywidualny stan zdrowia i wszelkie szczególne obawy lub komplikacje związane z porodem.

- Zacznij powoli i stopniowo rób postępy: Rozpocznij od łagodnych ćwiczeń o niskim wpływie na organizm, takich jak spacery, delikatna joga lub zajęcia ruchowe przeznaczone dla świeżo upieczonych matek. Stopniowo zwiększaj intensywność, czas trwania i częstotliwość treningów w miarę poprawy siły i wytrzymałości.

- Słuchaj swojego ciała: Zwracaj uwagę na to, jak twoje ciało

reaguje na ćwiczenia i respektuj
jego sygnały. Jeśli odczuwasz ból,
dyskomfort lub zmęczenie,
zmniejsz intensywność lub czas
trwania treningu. Ważne jest, aby
priorytetowo traktować
odpoczynek i regenerację, gdy
ciało dostosowuje się do wymagań
macierzyństwa.

Ćwiczenia wzmacniające rdzeń i dno miednicy po porodzie

Mięśnie rdzenia i dna miednicy ulegają
znacznym zmianom podczas ciąży i
porodu, co czyni je szczególnie ważnymi
celami ćwiczeń po porodzie.
Wzmocnienie tych mięśni może pomóc
poprawić postawę, zapobiec dysfunkcji
dna miednicy i zmniejszyć ryzyko
nietrzymania moczu. Oto kilka ćwiczeń
wzmacniających rdzeń i dno miednicy po
porodzie:

- Skurcze dna miednicy (Kegels):
  Usiądź lub połóż się wygodnie i

napnij mięśnie dna miednicy tak, jakbyś próbowała zatrzymać przepływ moczu. Przytrzymaj skurcz przez kilka sekund, a następnie zwolnij. Staraj się wykonywać 10-15 powtórzeń, kilka razy dziennie, stopniowo zwiększając czas trwania przytrzymania w miarę poprawy siły.

- Aktywacja mięśnia poprzecznego brzucha: Połóż się na plecach z ugiętymi kolanami i stopami płasko na podłodze. Weź głęboki wdech, a następnie zrób wydech, delikatnie przyciągając pępek do kręgosłupa, angażując głębokie mięśnie brzucha. Przytrzymaj przez kilka sekund, a następnie zwolnij. Powtarzaj przez kilka oddechów, koncentrując się na utrzymaniu neutralnego ustawienia kręgosłupa i miednicy.
- Pochylenia miednicy: Połóż się na plecach z ugiętymi kolanami i stopami płasko na podłodze

rozstawionymi na szerokość
bioder. Weź wdech, aby się
przygotować, a następnie zrób
wydech, delikatnie przechylając
miednicę w górę, wciskając dolną
część pleców w podłogę.
Przytrzymaj przez kilka sekund, a
następnie zwolnij. Powtarzaj przez
kilka oddechów, koncentrując się
na angażowaniu mięśni tułowia i
miednicy.

Historie z życia wzięte i referencje

W tym rozdziale usłyszymy osobiste
relacje kobiet, które pozostały aktywne w
czasie ciąży, wyzwania, przed którymi
stanęły i jak sobie z nimi poradziły. Te
inspirujące historie podkreślają drogę do
udanej ciąży i porodu dzięki ćwiczeniom,
zapewniając zachętę i motywację dla
przyszłych matek.

Osobiste relacje kobiet, które pozostały aktywne podczas ciąży

- **Historia Sary**: Sarah dzieli się swoim doświadczeniem pozostania aktywną przez cały okres ciąży, pomimo zmęczenia i porannych mdłości w pierwszym trymestrze. Omawia, w jaki sposób joga prenatalna i pływanie pomogły złagodzić dyskomfort i utrzymać poziom sprawności przez całą ciążę.

  Historia Sarah: "Przez całą ciążę napotykałam różne wyzwania, od porannych mdłości po zmęczenie. Byłam jednak zdeterminowana, by pozostać aktywną dla zdrowia swojego i dziecka. Pomimo mdłości i zmęczenia w pierwszym trymestrze, odkryłam, że delikatne ćwiczenia, takie jak spacery i joga prenatalna, pomogły złagodzić objawy i zwiększyć poziom energii. W miarę postępu ciąży

nadal traktowałam priorytetowo
aktywność fizyczną, włączając do
swojej rutyny pływanie i lekki
trening siłowy. Aktywności te nie
tylko pomogły mi utrzymać
sprawność fizyczną, ale także
zapewniły poczucie spokoju i
relaksu pośród zmian, jakie
przechodziło moje ciało.
Pozostając aktywną, czułam się
bardziej pewna siebie i
przygotowana na poród i
macierzyństwo".

- **Podróż Emily**: Emily opowiada o
  swojej decyzji o kontynuowaniu
  biegania w czasie ciąży i
  wyzwaniach, przed którymi
  stanęła, równoważąc ćwiczenia z
  rosnącym brzuchem i
  zmieniającym się poziomem
  energii. Pomimo wątpliwości i
  obaw ze strony innych, Emily
  pozostała zaangażowana w swoją
  rutynę fitness i ostatecznie

znalazła siłę i wiarę w możliwości swojego ciała.

Podróż Emily: "Bieganie zawsze było moją pasją, więc kiedy dowiedziałam się, że jestem w ciąży, byłam zdeterminowana, aby kontynuować bieganie tak długo, jak to możliwe. Jednak wraz z rosnącym brzuchem i wahaniami poziomu energii, stanęłam w obliczu wyzwań związanych z dostosowaniem mojej rutyny ćwiczeń do tych zmian. Pomimo wątpliwości i obaw innych osób dotyczących bezpieczeństwa biegania w czasie ciąży, słuchałam swojego ciała i odpowiednio zmodyfikowałam swoje podejście. Inwestycja we wspierającą odzież ciążową i dostosowanie techniki biegania pomogły mi zmniejszyć dyskomfort i utrzymać pewność siebie na trasie. Ostatecznie, kontynuowanie biegania przez cały okres ciąży nie tylko utrzymało mnie w dobrej kondycji fizycznej, ale także wzmocniło mnie psychicznie, przypominając mi o sile i odporności kobiecego ciała".

- **Doświadczenie Rachel**: Rachel dzieli się swoją podróżą przez ćwiczenia prenatalne Pilates i ćwiczenia siłowe, aby wesprzeć swoje fizyczne i psychiczne samopoczucie podczas ciąży. Omawia znaczenie słuchania wskazówek swojego ciała, modyfikowania ćwiczeń w razie potrzeby i znalezienia wspierającej społeczności innych kobiet w ciąży, aby dzielić się doświadczeniami i zachętą.
  Doświadczenie Rachel: "Podczas mojej ciąży zwróciłam się ku prenatalnemu pilatesowi i treningowi siłowemu, aby wesprzeć moje fizyczne i psychiczne samopoczucie. Jako zapracowana przyszła mama, znalezienie czasu na ćwiczenia

wśród innych obowiązków było wyzwaniem, ale wiedziałam, że jest to niezbędne dla mojego zdrowia i zdrowia mojego dziecka. Odkryłam wspierającą społeczność innych kobiet w ciąży na moich zajęciach z ćwiczeń prenatalnych, które zapewniły mi zachętę i koleżeństwo podczas całej mojej podróży. Słuchając wskazówek mojego ciała i modyfikując ćwiczenia w razie potrzeby, byłam w stanie pozostać aktywna i utrzymać siłę i elastyczność przez cały okres ciąży. Patrząc wstecz, jestem wdzięczna za rolę, jaką ćwiczenia odegrały w przygotowaniu mnie do porodu i macierzyństwa, zaszczepiając we mnie poczucie pewności siebie i siły, które pomogły mi przejść przez poród".

Wyzwania, przed którymi stanęły i jak je pokonały

- **Przezwyciężanie zmęczenia i nudności**: Wiele kobiet doświadcza zmęczenia i nudności w pierwszym trymestrze ciąży, co utrudnia utrzymanie aktywności. Dzięki próbom i błędom Sarah odkryła, że delikatne ćwiczenia, takie jak spacery i joga prenatalna, pomogły złagodzić objawy i zwiększyć poziom energii, pozwalając jej utrzymać rutynę ćwiczeń.

"Pierwszy trymestr ciąży przyniósł ze sobą intensywne zmęczenie i nudności, co utrudniało utrzymanie aktywności. Nie pozwoliłam jednak, aby te objawy całkowicie wykoleiły moją rutynę ćwiczeń. Zamiast tego eksperymentowałam z różnymi formami ćwiczeń o niskim wpływie na organizm, takimi jak spacery i delikatna joga, które pomogły złagodzić objawy i zwiększyć poziom energii. Słuchając swojego ciała i szanując jego potrzeby, znalazłam sposoby na pozostanie aktywną, jednocześnie zapewniając sobie odpoczynek i opiekę, których potrzebowałam na tym wczesnym etapie ciąży".

- **Dostosowanie się do zmieniającego się ciała**: W miarę jak brzuch rośnie, a ciało zmienia się podczas ciąży, kobiety mogą napotkać wyzwania związane z dostosowaniem swoich ćwiczeń do tych zmian. Emily znalazła kreatywne rozwiązania, takie jak zainwestowanie we wspierającą odzież ciążową i zmodyfikowanie techniki biegania w celu zmniejszenia wpływu i dyskomfortu w miarę postępu ciąży.

"Wraz z postępem ciąży napotkałam nowe wyzwania związane z moim zmieniającym się ciałem. Bieganie, niegdyś źródło radości i wolności, stawało się coraz bardziej niewygodne wraz z powiększaniem się mojego brzucha. Jednak zamiast całkowicie rezygnować z ćwiczeń, szukałam alternatywnych form aktywności fizycznej, które lepiej odpowiadały moim zmieniającym się potrzebom. Podejmowanie aktywności takich jak pływanie i prenatalny pilates pozwoliły mi utrzymać sprawność i połączenie z moim ciałem przez cały okres ciąży, przypominając mi, że utrzymanie aktywności to coś więcej niż tylko dotarcie do mety - to pielęgnowanie i uhonorowanie niesamowitej podróży, jaką jest ciąża".

- **Zarządzanie czasem i priorytetami**: Równoważenie ćwiczeń z pracą, obowiązkami rodzinnymi i innymi zobowiązaniami może być wyzwaniem dla kobiet w ciąży. Rachel odniosła sukces, nadając priorytet dbaniu o siebie i wygospodarowując czas na ćwiczenia, niezależnie od tego, czy były to poranne spacery, zajęcia pilates w porze lunchu, czy wieczorne sesje rozciągania. "Równoważenie ćwiczeń z wymaganiami związanymi z pracą, rodziną i innymi obowiązkami było prawdopodobnie jednym z największych wyzwań, przed którymi stanęłam w czasie ciąży. Szybko jednak zdałam sobie sprawę, że wygospodarowanie czasu na dbanie o siebie i ćwiczenia to nie tylko luksus - to konieczność. Nadając priorytet mojemu dobremu samopoczuciu i poświęcając czas na ćwiczenia, odkryłam nowo odkryte poczucie siły i odporności, które przeniosło mnie przez wzloty i upadki ciąży i porodu. Od porannych spacerów po zajęcia jogi w porze lunchu, te chwile ruchu i uważności stały się kotwicami stabilności i spokoju

pośród wiru nowego
macierzyństwa".

**Inspirujące historie udanych ciąż i
porodów dzięki ćwiczeniom**

- **Celebrating Birth Achievements**:
  Sarah dzieli się radością z
  ukończenia prenatalnych zajęć jogi
  na kilka dni przed porodem i
  poczuciem spełnienia, które
  odczuwała, pozostając aktywną
  przez cały okres ciąży. Przyznaje,
  że regularne ćwiczenia pomogły jej
  przygotować się psychicznie i
  fizycznie do porodu i
  macierzyństwa.
  "Kiedy zastanawiam się nad moją
  ciążową podróżą, jestem pełna
  wdzięczności za siłę i odporność,
  które odkryłam dzięki ćwiczeniom.
  Ukończenie prenatalnych zajęć jogi
  na kilka dni przed porodem było
  potężnym przypomnieniem o
  niesamowitych możliwościach

kobiecego ciała. W tych chwilach ruchu i medytacji czułam się połączona ze sobą i moim dzieckiem w głęboki sposób, przygotowując mnie psychicznie i fizycznie na wyzwania i radości związane z porodem. Poród był jednym z najbardziej transformujących doświadczeń w moim życiu i jestem wdzięczna za rolę, jaką ćwiczenia odegrały w pomaganiu mi w poruszaniu się po tej podróży z gracją i pewnością siebie".

- **Wzmacniające doświadczenia porodowe**: Emily opowiada o wzmacniającym doświadczeniu porodu naturalnego po pozostaniu aktywną i sprawną przez cały okres ciąży. Przypisuje swoją wytrzymałość i siłę zdobytą dzięki bieganiu i treningowi siłowemu, które pomogły jej poruszać się po porodzie z pewnością siebie i determinacją.

"Poród naturalny po pozostaniu
aktywną przez całą ciążę był
wzmacniającym doświadczeniem,
którego nigdy nie zapomnę.
Podczas porodu korzystałam z
wytrzymałości i siły, które
zyskałam dzięki miesiącom
biegania i treningu siłowego,
kierując tę energię na każdy
skurcz. Pomimo intensywności
porodu, czułam głębokie zaufanie
do zdolności mojego ciała do
urodzenia mojego dziecka -
zaufanie, które było kultywowane i
wzmacniane przez niezliczone
kilometry na drodze i godziny na
siłowni. W końcu wyszłam z
porodu wzmocniona i
podekscytowana, wdzięczna za
fizyczną i psychiczną odporność,
którą zaszczepiły we mnie
ćwiczenia".

- **Odnalezienie siły i odporności**:
  Rachel zastanawia się nad
  odpornością i siłą, które odkryła

podczas swojej podróży z ćwiczeniami prenatalnymi oraz głębokim wpływem, jaki miały one na jej ciążę i poród. Pomimo wyzwań i niepewności po drodze, Rachel wyszła z porodu czując się wzmocniona, pewna siebie i gotowa na przyjęcie macierzyństwa.

"Przez całą ciążę ćwiczenia stały się źródłem siły i odporności, które pomogły mi stawić czoła wyzwaniom związanym z ciążą i porodem. Od prenatalnych zajęć pilates po samotne spacery na łonie natury, każda chwila ruchu przypominała mi o niesamowitych możliwościach mojego ciała i głębokiej więzi, jaką dzieliłam z moim dzieckiem. Kiedy pokonywałam wzloty i upadki ciąży i porodu, czerpałam z fizycznego i psychicznego hartu ducha, który pielęgnowałam poprzez ćwiczenia, wychodząc z porodu czując się wzmocniona,

pewna siebie i głęboko wdzięczna
za podróż, która doprowadziła
mnie do tego momentu".

Kończąc tę książkę, zastanówmy się nad
podróżą, w którą wyruszyliśmy razem -
podróżą pełną bezcennych spostrzeżeń,
praktycznych wskazówek i inspirujących
historii o sile i odporności. Od
odkrywania korzyści płynących z ćwiczeń
w czasie ciąży po nawigację po
wyzwaniach i triumfach rekonwalescencji
po porodzie, z troską i współczuciem
zagłębiliśmy się w wieloaspektowy świat
zdrowia i dobrego samopoczucia matki.

Zamykając te strony, niech towarzyszy Ci
nowo odkryte poczucie siły i wiary w
swoją zdolność do dbania zarówno o
własne dobre samopoczucie, jak i o
rosnącą rodzinę. Pamiętaj, że niezależnie
od tego, czy rozpoczynasz przygodę z
ciążą, radzisz sobie z radościami i
wyzwaniami macierzyństwa, czy po

prostu starasz się nadać priorytet
swojemu zdrowiu i szczęściu, nie jesteś
sama.

Niech ta książka będzie światłem
przewodnim w twojej podróży - źródłem
mądrości, zachęty i inspiracji, które
napędzą twoją ścieżkę naprzód. Niech
każda chwila będzie przyjmowana z
odwagą, wdziękiem i niezachwianą wiarą
w niesamowitą siłę ludzkiego ducha.

Kontynuując swoją wyjątkową i piękną
podróż, odnajdź radość w podróży, siłę w
wyzwaniach i spokój w chwilach cichej
refleksji. I niech lekcje zdobyte na tych
stronach pozostaną z tobą na zawsze,
prowadząc cię ku przyszłości wypełnionej
zdrowiem, szczęściem i nieograniczonymi
możliwościami.

Z najserdeczniejszymi życzeniami
podróży wypełnionej miłością, śmiechem
i obfitymi błogosławieństwami,

www.ingramcontent.com/pod-product-compliance
Lightning Source LLC
Chambersburg PA
CBHW051656250726

48653CB00007B/2696